BEI GRIN MACHT SICH IHR WISSEN BEZAHLT

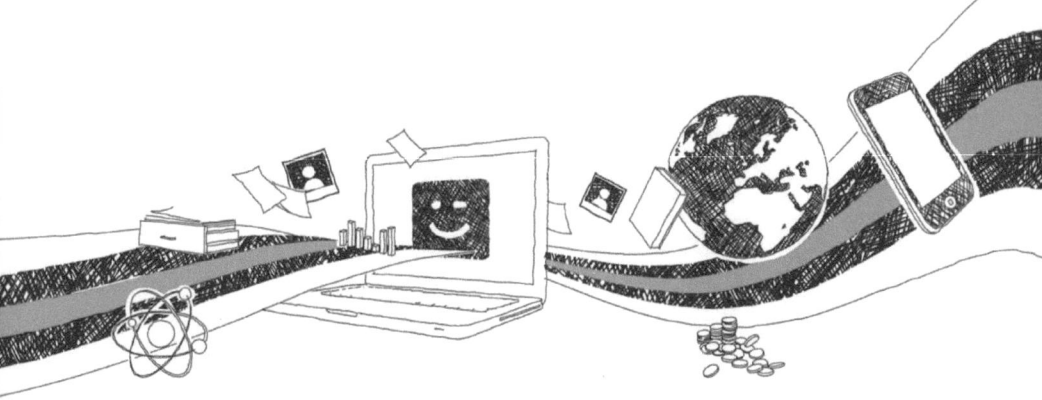

- Wir veröffentlichen Ihre Hausarbeit,
  Bachelor- und Masterarbeit

- Ihr eigenes eBook und Buch -
  weltweit in allen wichtigen Shops

- Verdienen Sie an jedem Verkauf

Jetzt bei www.GRIN.com hochladen und kostenlos publizieren

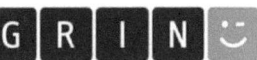

Bibliografische Information der Deutschen Nationalbibliothek:

Die Deutsche Bibliothek verzeichnet diese Publikation in der Deutschen National-
bibliografie; detaillierte bibliografische Daten sind im Internet über http://dnb.d-
nb.de/ abrufbar.

Dieses Werk sowie alle darin enthaltenen einzelnen Beiträge und Abbildungen
sind urheberrechtlich geschützt. Jede Verwertung, die nicht ausdrücklich vom
Urheberrechtsschutz zugelassen ist, bedarf der vorherigen Zustimmung des Verla-
ges. Das gilt insbesondere für Vervielfältigungen, Bearbeitungen, Übersetzungen,
Mikroverfilmungen, Auswertungen durch Datenbanken und für die Einspeicherung
und Verarbeitung in elektronische Systeme. Alle Rechte, auch die des auszugsweisen
Nachdrucks, der fotomechanischen Wiedergabe (einschließlich Mikrokopie) sowie
der Auswertung durch Datenbanken oder ähnliche Einrichtungen, vorbehalten.

Impressum:

Copyright © 2016 GRIN Verlag
Druck und Bindung: Books on Demand GmbH, Norderstedt Germany
ISBN: 9783668963719

Dieses Buch bei GRIN:

https://www.grin.com/document/486462

Karina Schürkens

Case Manager oder Koordinator? Die Rolle des Case Managements in der ambulanten und stationären Palliativversorgung

GRIN Verlag

GRIN - Your knowledge has value

Der GRIN Verlag publiziert seit 1998 wissenschaftliche Arbeiten von Studenten, Hochschullehrern und anderen Akademikern als eBook und gedrucktes Buch. Die Verlagswebsite www.grin.com ist die ideale Plattform zur Veröffentlichung von Hausarbeiten, Abschlussarbeiten, wissenschaftlichen Aufsätzen, Dissertationen und Fachbüchern.

Besuchen Sie uns im Internet:

http://www.grin.com/

http://www.facebook.com/grincom

http://www.twitter.com/grin_com

Karina Schürkens

Hausarbeit für die Weiterbildung Case Management
nach DGCC bei der BaWiG in Essen

CASE MANAGEMENT IN DER
PALLIATIVE CARE

Case Manager (Fallmanager) oder Koordinator
(Schnittstellenmanager)? Die Rolle des Case
Managements in der ambulanten und stationären
Palliativversorgung

[Hier eingeben]

Inhalt

Zusammenfassung

In der hier vorliegenden Arbeit, welche im Rahmen der Weiterbildung zum Case Manager an der BaWig in Essen als Abschlussarbeit erstellt wurde, geht es um die Frage, welche Aufgaben das Case Management im Bereich der palliativen Versorgung übernimmt und ob Unterschiede zwischen der stationären und der ambulanten Betreuung existieren.

Case Management im stationären Bereich hat sich mittlerweile etabliert, während im ambulanten Bereich der Versorgung sich das Case Management auf Grund verschiedener Faktoren nur langsam entwickelt. In der spezialisierten ambulanten palliativen Versorgung (SAPV) wird der Case Manager meist nicht als solcher benannt, sondern trägt den Namen Koordinator.

Aber was genau sind die Aufgaben eines ambulanten Case Managers im Bereich der Palliativversorgung und wo gibt es Unterschiede zu dem Arbeitsbereich des stationären Case Managers?

Ist der Koordinator weniger als ein Case Manager und übernimmt tatsächlich nur die Aufgabe der Koordination, oder verbirgt sich hinter dem Begriff der Koordination doch mehr an Aufgaben. Macht es dann ggf. Sinn diesen Begriff in Zukunft auszuweiten, umzubenennen etc.

Im Rahmen dieser Arbeit soll der oben genannten Frage nachgegangen werden, indem zunächst das Fachgebiet der Palliative Care und dessen Aufgaben, Herausforderungen und Ziele beschrieben werden. Im Verlauf wird der Fokus dann auf den Bereich der ambulanten Versorgung und der daraus resultierenden Unterschiede im Vergleich zum stationären Case Management im Bereich der Palliativversorgung und auch den besonderen Herausforderungen im Vergleich zu anderen Fachgebieten gelegt. Hierfür werden die Rollen und Aufgaben des Case Managements näher beleuchtet.

Am Schluss soll dann die Frage beantwortet werden, welche Aufgaben den Koordinator genau von anderen Case Managern unterscheidet und ob es wirklich Unterschiede innerhalb des Fachgebietes gibt oder ob es lediglich an den allgemeinen Strukturen der stationären oder ambulanten Versorgung hängt.

Abbildungsverzeichnis

1. Einleitung

1957 wurde im St. Christopher Hospice in London der Grundstein der Palliativ- und Hospizbewegung gelegt. Erst über zwanzig Jahre später wurde an der Uniklinik in Köln die erste Palliativstation eröffnet und damit die ersten wichtigen Schritte zur Etablierung der Palliativmedizin in Deutschland getan.

Die Palliativversorgung richtet sich an Menschen, die an einer zum Tode führenden Erkrankung leiden. Zu ihren Aufgaben zählen u.a. die Symptomkontrolle und die psychosoziale Unterstützung der Patienten und Angehörigen, um die Lebensqualität zu erhalten oder zu verbessern. Damit dies gewährleistet werden kann braucht es verschiedene Arten der Versorgung. Diese zu planen, diesbezüglich zu beraten und zu organisieren ist eine der Aufgabe von Case Managern.

Trotz der einheitlichen Ausbildung der Case Manager nach den Vorgaben der deutschen Gesellschaft für Care und Case Management (DGCC), kommt ihnen in der Praxis je nach Fachgebiet und Institution eine unterschiedliche Rolle und damit verbunden zum Teil sehr unterschiedliche Aufgaben zu.

So gibt es im Fachgebiet der Palliativversorgung – um welches es in dieser Arbeit schwerpunktmäßig gehen wird – im stationären Bereich die Bezeichnung des „Case Managers" und in der spezialisierten ambulanten palliativen Versorgung die des „Koordinators".

Doch kann es innerhalb eines Fachgebietes verschiedene Aufgabenverteilungen derselben Ausbildung geben? Macht die Umbenennung des Case Managers zum Koordinator im ambulanten Setting Sinn? Sind es generell andere Aufgaben die ein Case Manager im ambulanten Bereich zu bewältigen hat, im Vergleich zu einem Case Manager im stationären Bereich – oder ist die Palliativversorgung hier ein Einzelfall?

Auf diese Fragen wird in dieser Hausarbeit im Rahmen einer Literaturrecherche eingegangen. Auf Grund des begrenzten Umfanges der Arbeit werden lediglich die wichtigsten Punkte herausgestellt und vertiefende Literatur im Literaturverzeichnis angegeben.

Nach dieser kurzen Einleitung wird in Kapitel zwei zunächst die aktuelle Situation der Palliativversorgung und des Case Managements dargestellt und erklärt. Hierbei wird auch auf die Besonderheiten/Herausforderungen des Fachgebietes der Palliative Care eingegangen und diese in Bezug zu anderen Versorgungsbereichen gesetzt.

Im dritten Kapitel wird eine Beschreibung und Analyse der Versorgungs- und Schnittstellen des Case Managements in Bezug auf die Palliative Care stattfinden und die ggf. damit entstehenden Probleme beschrieben. Neben den Netzwerken werden die Finanzierung und andere Indikatoren beschrieben, bevor im vierten Kapitel dann näher auf die Ausgangsfragestellung eingegangen und das Thema des Case Managements in der Palliative Care beleuchtet wird.

Im fünften Kapitel findet zum Abschluss die Verknüpfung der vorherigen Kapitel statt. Dort erfolgt ein Resümee der Arbeit und es wird eine Aussicht auf mögliche zukünftige Aufgaben des Case Managements gegeben.

Wie bereits erwähnt wurde, wird es zunächst darum gehen, einen Überblick über die Aufgabenbereiche des Case Managements in der Palliative Care zu gewinnen. Dafür gilt es zunächst einige Begrifflichkeiten zu erklären.

Die Palliativversorgung richtet sich an Menschen, die an einer zum Tode führenden Erkrankung leiden. Ziel ist es, mit einer effektiven Symptomkontrolle, mit psychosozialer Unterstützung und seelsorgerischem Beistand, die mit der Erkrankung verbundenen körperlichen, emotionalen, sozialen und spirituellen Probleme zu lindern und dazu beizutragen, dass die Lebensqualität erhalten oder verbessert wird und die Menschen in Frieden sterben können (vgl. Herrlein 2009, S. 9).

„Damit die Schwerkranken und ihre Angehörigen tatsächlich die Hilfe und Unterstützung von Hospizarbeit und Palliativmedizin in Anspruch nehmen können, sind neben den zahlreichen inhaltlichen und methodischen auch die organisatorischen Bedingungen konkret zu gestalten" (ebd.). An diesem Punkt kommt, im Rahmen u.a. von Entlassungsplanungen die Berufsrolle des Case Managers ins Spiel. Sie begleiten den Patienten und seine Angehörigen bereits während des Klinikaufenthaltes, beraten diese zu spezifischen Themen und planen gemeinsam mit ihnen die Entlassung nach Hause oder in eine andere Institution, wie u.a. ins Pflegeheim oder in ein Hospiz.

Der Beruf des Case Managers entstand in den USA in den 1970er Jahren durch eine „Deinstitutionalisierung" im Bereich der psychiatrischen Pflege und der damit verbundenen Notwendigkeit der Koordination und Organisation von medizinischen und sozialen Dienstleistungen im ambulanten Sektor. In Deutschland ist dieses Berufsbild erst rund zwanzig Jahre unter dem Begriff des Fallmanagements bekannt (vgl. Wendt 2015, S. 19).

Für die Berufsbezeichnung des Case Managers bzw. Fallmanagers gibt es mittlerweile eine Vielzahl an Definitionen, dies liegt u.a. auch daran, dass die Berufsbezeichnung nicht geschützt ist (vgl. hierzu u.a. Wendt 2015, S. 62 ff.; DGCC 2011; DNQP 2009). Darauf basierend variieren neben den Stellenbezeichnungen ebenso die Aufgabengebiete von Case Managern. Dies wird auch durch die Vielfältigkeit der Einsatzorte deutlich. Hier sind u.a. das Überleitungsmanagement, Pflegestützpunkte, Rehabilitationsberatung, betriebliches Eingliederungsmanagement, Schadensmanagement, Behindertenhilfe, Betreuungsmanagement, Familienhilfe, Migrationsberatung, Kinder- und Jugendhilfe, Straffälligenarbeit, zu nennen. Die einen arbeiten mehr als Koordinator, die anderen im Rahmen der Kostenkalkulation im Sinne des „Codierers" und wieder andere beschreiben das Case Management als ein allumfassendes Versorgungskonzept – ähnlich wie im Bereich der Palliative Care, in dem ebenfalls von einem umfassenden Versorgungskonzept ausgegangen wird. Dazu Wegleitner, Heimerl und Heller (2012): „Palliative Care versteht sich gleichermaßen als Philosophie und Versorgungskonzept" (ebd. S. 10).

Case Management kann auf der Einzelfallebene erfolgen, im Rahmen der Organisationsebene als Netzwerk- und Schnittstellenmanagement oder im Sinne der Systemsteuerung (vgl. Wendt 2015, S. 9).

Die Definition des Netzwerkes Case Management Schweiz (www.netzwerk-cm.ch) von 2014 lautet:

> *„Case Management ist ein Handlungskonzept zur strukturierten und koordinierten Gestaltung von Unterstützungs- und Beratungsprozessen im Sozial-, Gesundheits- und Versicherungsbereich. In einem systematisch geführten, kooperativen Prozess werden Menschen in komplexen Problemlagen ressourcen- und lösungsorientiert unterstützt und auf den individuellen Bedarf abgestimmte Dienstleitungen erbracht. Die Erreichung gemeinsam vereinbarter Ziele wird angestrebt.*
> *Case Management will Grenzen von Organisationen und Prozesse überwinden und eine organisationsübergreifende Steuerung des Unterstützungsprozesses gewährleisten. Dazu werden Netzwerke initiiert und gepflegt. Case Management respektiert die Autonomie der Klientinnen und Klienten, berücksichtigt die Anforderungen des Datenschutzes und nutzt schon vorhandene Ressourcen im Klient- sowie im Unterstützungssystem. Die*

bedarfsbezogene Weiterentwicklung des Versorgungsangebotes wird gefördert" (zit. n. Wendt 2015, 66).

Für den Palliativbereich wäre zu ergänzen, dass Case Management für den Fall, das auf Grund von körperlichen oder geistigen Einschränkungen, keine ausreichende Beteiligung an Entscheidungen mehr möglich ist, umfassende Handlungskonzepte anbietet (vgl. Monzer, 2012, S. 186).

Wie der obigen Definition zu entnehmen ist, werden dem Case Manager zahlreiche Kompetenzen und Rollen zugesprochen, darauf wird im Kapitel 3 näher eingegangen.

Die Begriffe Palliativmedizin, Palliative Pflege und Palliativversorgung werden oft als Synonyme verwendet. Alle Begriffe werden – dem englischen Palliative Care entsprechend – in einem weit gefassten Verständnis benutzt und schließen alle an der Versorgung beteiligten Berufsgruppen mit ein (vgl. Leitlinienprogramm Onkologie 2015, S. 9).

Dies wird in der S3 Leitlinie Palliativmedizin von 2015 wie folgt formuliert:

„Die Arbeit umfasst für alle Berufsgruppen, auch das Case Management das gesamte Spektrum der Versorgung – von der Vorausverfügung bis hin zu scheinbar unerfüllbaren Wünschen und Sehnsüchten. Deshalb ist die Kenntnis der Präferenzen auch unabhängig von der unmittelbaren Erfüllbarkeit eines Wunsches handlungsweisend und impulsgebend in der Planung eines Unterstützungsangebotes und in jedem Fall unverzichtbarer Bestandteil der Patientenorientierung, die als Leitfaden der Versorgungsplanung verstanden werden kann" (ebd., S. 34).

Betrachtet man jetzt das Care und Case Management in Bezug auf den Fachbereich der Palliativversorgung wird man einige Gemeinsamkeiten finden. Zwei davon sind, dass beides noch relativ junge Fachgebiete innerhalb des deutschsprachigen Raums sind und es demensprechend noch wenig wissenschaftliche Literatur im Vergleich zu anderen Disziplinen gibt.

Was beide aber noch offensichtlicher gemeinsam haben sieht man schon im Namen. Den Begriff der „Care" oder auf Deutsch der Sorge und somit auch die damit verbundenen besonderen Aufgaben. In Bezug auf das Case Management formuliert es Wendt (2015) wie folgt: „In einem individuellen Case Management werden die Sorgen von Menschen aufgegriffen und die nötige Abhilfe wird auf den Weg gebracht" (ebd., S. 56).

Auf weitere Gemeinsamkeiten, aber vor allem auf die Besonderheiten des Case Management im Bereich der Palliativversorgung wird im nächsten Kapitel eingegangen.

2.1 Besonderheiten des Case Managements

Während in anderen Bereichen des Gesundheitswesens die Patientenwünsche auf Machbarkeit und Sinnhaftigkeit in Bezug auf die zu Grunde liegende Erkrankung betrachten werden, ist es im Bereich der Palliativversorgung genau anders herum. Hier werden die Patientenwünsche erfasst und daraufhin die Machbarkeit geprüft, unabhängig von der zu Grunde liegenden Erkrankung. Für die Experten der S3 Leitliniengruppe (2015) ist dies u.a. ein Qualitätsindikator und auch die Grundlage für die Planung von bedarfsgerechten Angeboten (vgl. ebd., S. 35). Dieser hohe Anspruch macht eine Versorgung oft schwer planbar, auch da sich die Umstände stündlich ändern können. Dies erfordert vom Case Manager und dem Rest des multiprofessionellen Teams eine hohe Flexibilität und Kreativität.

Während sich in anderen Fachbereichen die Erstellung und Planung der Versorgung über Tage hinziehen kann, muss im Bereich der Palliativversorgung manchmal schon innerhalb weniger Stunden ein Versorgungs- und Behandlungsplan feststehen. Therapiezieländerungen und Behandlungsabbrüche und die daraus resultierenden u.a. psychischen Belastungen der Patienten und Angehörigen gestalten die Planungen umso schwieriger. Oder wie Herrlein

(2009) es formuliert: „Es besteht immer ein manifester und ein latenter Versorgungsbedarf, der, wenn man nicht alles plant, zu eskalieren droht" (ebd., S. 75).
Dies erfordert eine enge Zusammenarbeit in einem multiprofessionellen Team, welches neben menschlichen Kompetenzen auch hohes fachliches Wissen mit sich bringen muss.
Die oft instabilen und unkalkulierbaren Krankheitsverläufe, damit einhergehende komplexe Symptome und emotionale Belastungen schränken die Lebensqualität ein und bringen häufig einen Wechsel zwischen der ambulanten Versorgung und dem Krankenhaus mit sich (vgl. Herrlein 2009, S. 71). Zudem wird die Arbeit im ambulanten Bereich dadurch erschwert, dass Netzwerke noch nicht gut ausgebaut oder bestehende Hilfen unzureichend vernetzt sind.

Durch den multiprofessionellen Ansatz in der Versorgung und die interdisziplinären Behandlungsansätze ist die Koordination, die Vernetzung und die Planung verschiedener Maßnahmen eine große Herausforderung für das Case Management. (vgl. Leitlinienprogramm Onkologie 2015 S. 35). Neben der Kommunikation mit den verschiedenen Teammitgliedern und der interdisziplinären Zusammenarbeit, gilt es auch den Patienten, seine Angehörigen und sein näheres Umfeld mit einzubeziehen.

Durch die vielen Aufgaben haben sich in den letzten Jahren verschiedene Einsatzgebiete und damit verbunden neue Aufgaben herausgebildet. Diese werden in Bezug auf die Palliativversorgung im nächsten Kapitel vorgestellt.

2.2 Unterschiedliche Versorgungsbereiche und Aufgaben des Case Managements

Mittlerweile sollten allen Patienten mit einer unheilbaren Erkrankung unmittelbar nach der Diagnose – unabhängig von den Therapiemöglichkeiten – Informationen zu palliativen Versorgungs- und Interventionsmöglichkeiten zukommen (vgl. Leitlinienprogramm Onkologie 2015, S. 175). Dieses Konzept nennt sich „Frühintegration" oder auch „early integration". Es wird, je nach Belastungssituation des Patienten und seiner Angehörigen, durch ein persönlich geführtes Beratungsgespräch oder im Rahmen von schriftlichen Informationsmaterialen eingeführt (vgl. ebd., S. 175 ff.). Die Situation sollte im Verlauf immer wieder neu eingeschätzt werden. Dies kann durch Assessmentinstrumente erfolgen, die u.a. die Symptomlast und die Lebensqualität messen – z.B. PROM (Patient -Reported Outcome Measurement), MIDOS (Minimales Dokumentationssystem) oder ECOG (Eastern Cooperative Oncology Group) (vgl. ebd., S. 179 ff.).
Ein weiteres Konzept, welches gerade zunehmend an Popularität gewinnt, ist die „Vorausschauende Versorgungsplanung" oder auch „Advance care planning" genannt (vgl. ebd., S. 142). Dies ist ein vorausschauender, systematischer, interprofessionell begleiteter Kommunikations- und Implementierungsprozess zwischen Patienten, Angehörigen und relevanten an der Behandlung beteiligten Personen. Der Prozess umfasst die bestmögliche Sensibilisierung, Reflexion, Dokumentation und ggf. klinische Umsetzung der Behandlungspräferenzen von Patienten hinsichtlich künftiger hypothetischer klinischer Szenarien (vgl. ebd.). Beide Konzepte, die „early integration" und auch die „advance care planning" sind nur Angebote, sie können jederzeit von den Patienten abgelehnt werden.

Das frühe und vorausschauende Einsetzten der Palliativversorgung bringt mit sich, dass neue Angebote und Einsatzgebiete entstanden sind, die den Unterstützungsbedarf dieser Patientengruppe aufgreifen. Die Patienten und deren Angehörigen werden – nicht wie früher – erst am Ende ihres Lebens betreut, sondern zum Teil direkt nach der Diagnosestellung und über einen teilweise längeren Zeitraum, der bis zu Jahre dauern kann. Die Versorgung erfolgt zu Hause, in palliativmedizinischen Tageskliniken, Palliativstationen und in stationären Hospizen, durch Hauptamtliche oder Ehrenamtliche, Professionelle und Laien. Wichtig ist, dass sich die Versorgungsstruktur an den individuellen Bedürfnissen und Entscheidungen orientiert und

hierbei Würde, Frieden und Ruhe anstrebt (vgl. Leitlinienprogramm Onkologie 2015, S. 30). Aus den verschiedenen Settings und Versorgungsbedürfnissen heraus, hat sich eine Differenzierung zwischen allgemeiner und spezialisierter Palliativversorgung herausgebildet. Dies kann -je nach Bedarf - auch vorübergehend sein und ist an bestimmte Merkmale gebunden (vgl. ebd., S. 182).
In der folgenden Grafik (zit. n. Leitlinienprogramm Onkologie 2015, S.174), wird ein kurzer Überblick über den Entscheidungsweg – ob spezialisierte Versorgung oder allgemeine – gegeben und die verschiedenen Möglichkeiten einer Palliativversorgung auflisten.

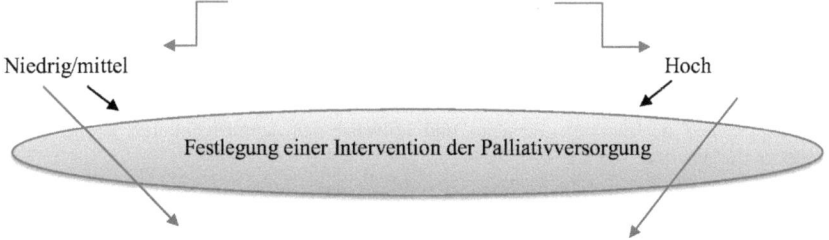

	Durchführung einer Intervention der allgemeinen Palliativversorgung	Durchführung einer Intervention der spezialisierten Palliativversorgung		
Stationär	Allgemeine Krankenhausstation, Pflegeeinrichtung (z.B. Altenheim)	Palliativstation	Palliativdienst im Krankenhaus (Konsildienst)	Palliativmed. Tagesklinik
Ambulant	Allgemeine ambulante Palliativversorgung	Spezialisierte ambulante Palliativversorgung	Spezialisierte Palliativambulanz	Tageshospiz
Sektoren-übergreifend	Stationäre Hospiz			
	Hospizdienst/ Ehrenamt			

Im Folgenden sollen die Unterscheide zwischen der allgemeinen und spezialisierten Versorgung kurz beschrieben werden, da sie zum Teil Einfluss auf das Aufgabengebiet und die Qualifikation des Case Managers haben können.

2.2.1 Allgemeine Palliativversorgung

Für die allgemeine Palliativversorgung, welche in verschiedenen Institutionen der Gesundheitsversorgung durchgeführt wird, existieren keine einheitlichen Definitionen. Man orientiert sich daran, ob die folgenden; Kriterien vorliegen:

- „Leistungserbringung durch Behandelnde, die ihr Haupttätigkeitsfeld nicht in der Palliativversorgung haben;
- die Patientensituation ist weniger komplex als in der spezialisierten Palliativversorgung;
- die Versorgungsleistung ist nicht zwingend an spezifische strukturelle Voraussetzungen gekoppelt" (Leitlinienprogramm Onkologie 2015, S. 183).

Als Unterstützung der allgemeinen Versorgung können Expertisen von spezialisierten Diensten wie z.B. dem Konsildienst, der spezialisierten ambulanten Palliativversorgung oder durch einen qualifizierten Palliativmediziner beratend hinzugerufen werden.

Anders ist dies bei der spezialisierten Palliativversorgung, diese kann nur durch dementsprechend qualifiziertes Personal und teilweise nur unterbestimmten gesetzlichen Vorgaben durchgeführt werden.

2.2.2 Spezialisierte Palliativversorgung

In den Bereichen der spezialisierten Palliativversorgung sind die Anforderungen an die dort Tätigen höher und oft mit einer mindestens zweijährigen praktischen Vorerfahrung im Bereich der Palliative Care verbunden.
Kennzeichen für eine spezialisierte Palliativversorgung (SPV) sind laut den Experten des Leitlinienprogrammes (2015) u.a.:

- „Patientenbedürfnisse erfordern eine komplexere und aufwändigere Versorgungsleistung als in der Allgemeinen Palliativversorgung;
- Leistungserbringer haben ihr Tätigkeitsfeld überwiegend oder ausschließlich der SPV;
- Leistungserbringer verfügen über spezifische palliativmedizinische Qualifikationen und Erfahrung;
- Teamansatz und Multiprofessionalität sind konzeptionelle und strukturelle Voraussetzung;
- 24 Std. Verfügbarkeit der Komplexleistung ist gewährleistet" (ebd., S. 183).

Im Folgenden werden zwei Bereiche der stationären spezialisierten Palliativversorgung näher vorgestellt, um zu zeigen wie unterschiedlich die Aufgaben und deren Umfang sein können.

2.3 Case Management auf der Palliativstation

Eine Form der spezialisierten Palliativversorgung ist die Palliativstation. Sie ist Teil eines Krankenhauses und wird meist als eine separate Station geführt, auf der die Patienten neben einer „wohnlicheren" Umgebung auch meist andere Vorzüge genießen können. Diese Station steht Patienten mit einer nicht heilbaren Erkrankung und begrenzter Lebenszeit zur Verfügung. Sie hat das Ziel die Lebensqualität zu erhalten oder zu verbessern (vgl. Leitlinienprogramm Onkologie 2015, S. 193).
Die Gründe für eine Aufnahme auf einer Palliativstation reichen von einem komplexen

Symptomgeschehen oder Problemlast, über Unsicherheiten bezüglich des Therapieziels, einer aufwändigen medizinischen oder pflegerischen Versorgung bis hin zur Überforderung oder Unsicherheiten in der häuslichen Versorgung (vgl. ebd.).

Diesen Gründen wird im Rahmen einer multiprofessionellen, interdisziplinären pflegerischen und ärztlichen Teamarbeit nachgegangen und durch Angebote von speziell geschulten Ehrenamtlichen, Trauerbegleitern, Physiotherapeuten, Musiktherapeuten, etc. unterstützt. Die Koordination und Kommunikation mit allen an der Behandlung Beteiligten, ist eine der Hauptaufgaben des Case Managers im stationären Bereich. Hinzu kommen die Sammlung von Daten, das Erstellen einer Entlassplanung und die dementsprechende Vorbereitung eben dieser. Je nach Leitung und „Kultur" der Klinik gehören auch Aufgaben in Bezug auf das Qualitätsmanagement und die Optimierung von Abläufen zum Wirkungskreis des Case Managements.

2.4 Case Management im Palliativ-medizinischen Konsildienst

Der Palliativ-medizinische Konsildienst oder kurz Palliativdienst ist eine Form der stationären, spezialisierten Palliativversorgung und behandelt palliative Patienten, die nicht auf einer Palliativstation behandelt werden (vgl. Leitlinienprogramm Onkologie 2015, S. 198). Diese Dienste arbeiten multiprofessionell und umfassen mindestens drei Berufsgruppen, wovon mindestens eine pflegerische und eine ärztliche Besetzung vorhanden sein sollte. Bisher werden diese Teams durch Physiotherapeuten, Seelsorger, Psychologen und/oder Case Manager ergänzt. Auf Grund bisher schwieriger Finanzierungen variiert die personelle Zusammensetzung jedoch sehr. Ab 2017 gibt es neue Abrechnungsziffern (OPS) die die Finanzierungen dieser Teams unterstützen sollen – die Wirkung und eine daraus resultierende mögliche Entwicklung bleiben abzuwarten.

Zu den Aufgaben des Konsildienstes gehören, die Patienten und Angehörigen, sowie die Mitarbeiter der Stationen, die die unmittelbare Versorgung erbringen, fachlich, ethisch und kommunikativ zu beraten und zu unterstützt (vgl. Herrlein 2009, S. 19). Das Team stellt palliativmedizinische Fachkompetenz zur Verfügung und entlastet die Primärversorger. Damit ist es auf eine enge, vertrauensvolle und effektive Zusammenarbeit angelegt und angewiesen" (ebd.).

Das Case Management übernimmt in diesem Setting häufig die Rolle der Terminierung, Koordinierung, Informationssammlung und Kommunikation mit den anderen Stationen und entscheidet und plant gemeinsam mit den Kollegen den Handlungsbedarf. Untersuchungen hierzu gibt es aktuell wenig, da das Case Management keine Voraussetzung bzw. fester Bestandteil eines Palliativmedizinischen Dienstes sein muss.

Modellprojekte der letzten Jahre aus Berlin, Göttingen oder München haben gezeigt, dass Palliativmedizinische Konsildienste auch über den eigenen stationären Klinikhorizont hinaus tätig sein und durch ihre Beratung und die palliativmedizinische Kompetenz durchaus ein wichtiger Bestandteil von Netzwerken sein können. Allerdings ist die Finanzierung solcher Dienste über das eigene Krankenhaus hinaus sehr schwierig (vgl. Herrlein 2009, S. 24 f.). Auch dieses Problem hoffen diese Dienste mit der Entwicklung der neuen Kennziffern (OPS) besser finanziert zu bekommen. Ob dem Case Management in diesem Zusammenhang neue Aufgaben zukommen oder welche Rolle es in diesem Setting in Zukunft spielen wird, bleibt abzuwarten.

2.5 Ambulante Versorgungsarten im Bereich der Palliativversorgung

Ähnlich wie die am Anfang des Kapitels vorgestellte Differenzierung, verhält es sich auch im ambulanten Bereich. Hier gibt es in der häuslichen Versorgung ebenfalls die Differenzierung zwischen der „Allgemeinen ambulanten palliativen Versorgung" (AAPV) und der „Spezialisierten ambulanten palliativen Versorgung" (SAPV). Beides wird im Folgenden erläutert.

Schon in den 70er Jahre wurde in Deutschland mit dem Ausbau und der Ausweitung der ambulanten Versorgung begonnen (vgl. Schaeffer/Ewers 2002, S. 23). Die damals in diesem Bereich Tätigen wären innerlich motivierte Menschen aus verschiedenen Bereichen der sozialen Arbeit, jedoch keine Spezialisten (vgl. Herrlein 2009, S.7). Schaeffer und Ewers 2002 beschrieben damals zahlreiche Probleme in der ambulanten Versorgung, dazu zählen u.a. Kapazitätsengpässe, Finanzierungsprobleme, Organisationsprobleme und dadurch bedingt Abbrüche von Versorgungsverläufen (vgl. ebd. S. 186). Diese Probleme sind bis heute nicht behoben. Dazu kommt, dass eine ambulante Versorgung längst noch nicht flächendeckend vorhanden ist.

Das es noch bis heute erhebliche Defizite in der ambulanten palliativmedizinischen Versorgung der Bevölkerung gibt, haben in den letzten fünf Jahren mehrere Kommissionen des Bundes und der Länder festgestellt. Dem Wunsch der meisten Menschen, am Lebensende zu Hause betreut zu werden, steht die Versorgungsrealität gegenüber (vgl. Deutsche Gesellschaft für Palliativmedizin – Stellungnahme zur ambulanten Palliativversorgung).

Aus einem aktuellen Pflegereport der DAK geht hervor, dass nur 6 % aller Deutschen in einer Institution versterben wollen, doch in Realität jeder zweite seine letzten Stunden des Lebens in einem Krankenhaus oder einem Pflegeheim verbringt (vgl. Pflege konkret 2016, S.3, vgl. Pleschberger 2012 S. 106).

Die Begründung für die fehlende häusliche Versorgung liegt zum einen darin, dass es neben den Trägern der allgemeinen Palliativversorgung, welches in erster Linie Hausärzte und ambulante Pflegedienste sind, nur in wenigen Regionen Versorgungsangebote einer spezialisierten Palliativversorgung gibt. Gerade in den ländlichen Bereichen fehlt es an Versorgungskonzepten. Ein Grund dafür liegt in den fehlenden finanziellen Mitteln für ambulante Palliativdienste.

Umfangreiche Empfehlungen, wie die vielfältigen Versorgungsprobleme gelöst werden könnten, hat u.a. die Enquete-Kommission „Ethik und Recht der modernen Medizin" des Deutschen Bundestags im Sommer 2005 veröffentlicht. Daraufhin wurde im Rahmen der letzten Gesundheitsreform die Hospizarbeit und Palliativmedizin in die Sozialgesetzgebung eingebunden (vgl. Herrlein 2009, S.7). Das bedeutet für gesetzlich Versicherte besteht im Bereich der ambulanten Palliativversorgung seit 2007 ein individueller Rechtsanspruch auf eine spezialisierte ambulante Palliativversorgung (SAPV) im SGB V (§ 37 b, § 132 d). Bei vielen Privatversicherern wird dieser Anspruch ebenso anerkannt und finanziert, dies ist aber immer eine Ermessens Sache der jeweiligen Privatversicherung und wird von Fall zu Fall geprüft.

Zudem gilt dieser Rechtsanspruch nur für einen relativ kleinen Patientenkreis. Die SAPV soll ein Angebot für Menschen mit unheilbaren Erkrankungen am Lebensende sein, deren Versorgung besonders aufwändig ist und bei denen allein durch die vorhandenen Versorgungsstrukturen eine häusliche Betreuung nicht gewährleistet werden kann. Dies betrifft nach Schätzungen etwa 10 Prozent aller Sterbenden.

Die Versorgung in der allgemeinen Palliativversorgung, wird in den neuen Paragraphen nicht geregelt und auch die stationäre Versorgung von Palliativpatienten wird dort nicht thematisiert (vgl. Deutsche Gesellschaft für Palliativmedizin – Stellungnahme zur ambulanten Versorgung).

Die spezialisierte ambulante Palliativversorgung (SAPV) dient – in Ergänzung zur allgemeinen ambulanten Palliativversorgung. Die Leistungserbringer der SAPV sollen multiprofessionelle Teams sein. „Die spezialisierte ambulante Palliativversorgung umfasst ärztliche und pflegerische Leistungen einschließlich ihrer Koordination", heißt es dazu im Gesetzestext (§ 37b Abs.1 SGB V). Leistungen nach SGB XI sind jedoch nicht Bestandteil. Über die Anforderungen an die Erkrankungen sowie Umfang und Inhalt der SAPV hat der Gemeinsame Bundesausschuss Ende 2007 eine Richtlinie verabschiedet, die auch Grundlage für die Empfehlungen nach § 132d SGB V war, die im Juli 2008 von den GKV-Spitzenverbänden veröffentlicht worden sind. Mit diesen Empfehlungen sollte die Umsetzung der SAPV in die

Praxis geregelt werden. Dieser Prozess zieht sich allerdings aus verschiedenen Gründen bis heute hin.

Die Leistungen der SAPV sind durch Ärzte mit der Zusatzweiterbildung Palliativmedizin oder von Pflegefachkräften mit der curricularen Weiterbildung im Bereich der Palliative Care zu erbringen. Welche Aufgaben das Case Management genau übernimmt ist nicht klar geregelt, da in vielen Teams häufig die Koordination, Versorgungsplanung, Kommunikation, Vernetzung und Beratung über die Pflegefachkräfte erfolgt. Separate Koordinatoren oder Case Manager gibt es nur selten. Zahlen dazu und Begleitforschungen über die Effizienz oder den Nutzen bisher keine.

Generell definiert Wendt (2015) die Aufgaben des Case Management in der ambulanten Versorgung wie folgt:

> „...eine professionelle Verfahrensweise, mit der personenbezogen ein Versorgungszusammenhang gestaltet und bearbeitet wird. Er knüpft an formell eingerichtete Dienste und ihre Leistungen untereinander und mit informeller „häuslicher" Lebensführung einer Person oder Familie in ihren sozialen und gesundheitlichen Belangen. Das Case Management nimmt eine intermediäre Position ein und leistet seine Transaktion aus der Lebenswelt von Menschen und ihrem Handeln in ihr in das humandienstliche Handeln und aus seinem System in den persönlichen Zuständigkeits- und Handlungsbereich" (Wendt 2015, S. 41).

Ob diese Leistungen im ambulanten Bereich nicht zum täglichen Handeln aller Pflegefachkräfte gehören, gälte es innerhalb einer weiterführenden Arbeit zu betrachten und erfordert neuer Begleitforschungen auf diesem Gebiet.

Nachdem in den letzten Kapiteln die unterschiedlichen Einsatzgebiete im stationären und ambulanten Bereich der Palliativversorgung beschrieben wurden, wird in dem kommenden Kapitel näher auf die daraus resultierenden Aufgaben in Bezug auf das Case Management eingegangen.

3. Analyse des Case Management in der Palliativversorgung

Wie in den vorherigen Kapiteln bereits dargestellt, existieren im Bereich der Palliativversorgung vielen Einsatzgebiete von Case Management. Dazu gehören u.a. die Entlassplanung, die Organisation und Vorbereitung auf eine Versorgung im ambulanten oder stationären Setting und die Koordination.

Welche Aufgaben dies genau sind, unter welchen Bedingungen sie durchgeführt werden und wo ggf. Schwachstellen sind, soll in diesem Kapitel dargestellt werden

Das Case Management hat laut der „Deutschen Gesellschaft für Care und Case Management" (DGCC) folgende spezifische Merkmale:

- Ausrichtung am Einzelfall: Diese Adressaten-/Klientenbezogene Ausrichtung aller Unterstützungsleistungen soll die Hilfe effektiv und (mittelfristig) effizient aus gesamtwirtschaftlicher Sicht gestalten.
- Steuerung der Hilfeleistungen im regionalen Versorgungsgefüge „aus einer Hand" - Schnittstellen zwischen unterschiedlichen Professionen, Netzwerken und Sektoren der Versorgung sollen überwunden werden, damit sollen Fehlallokalisation, Über- und Unterversorgung sowie unnötige Belastungen des Adressaten/ Klientensystems vermieden werden.
- Transparenz des Verfahrens
- Subsidiarität der Versorgung
- Aufeinander abgestimmte Hilfeleistungen - Egoismen von Leistung- und Kostenträgern sollen überwunden werden d.h. Hilfeleistungen sollen Adressaten-/Klientenbezogen und nicht professions-, leistungsträger-, kostenträger- oder einrichtungsbezogen

gegeben werden
- Sicherung einer kontinuierlichen und bedarfsgerechten Versorgung (vgl. DGCC 2011, S. 2).

Diese Merkmale lassen sich durch die Grundsätze nach Moxley (1989), die er für die Arbeit des Case Managements in der sozialen Arbeit aufgestellt hat, ergänzen. Demnach arbeiten:
- Case Manager auf Höhe und Stand der Klienten. Der Handlungsbedarf ergibt sich aus dessen konkreter Lage und Interessen. Bei der Unterstützung kommt es darauf an, in der persönlichen und familiären Lebenswelt zu gestalten und zu agieren.
- Sie pflegen eine Systemperspektive, indem Sie den Klienten und seine Probleme in einem ganzheitlichen Bezugsrahmen sehen.
- Sie haben mit Verwaltungsprozessen zu tun und müssen dementsprechend kompetent sein
- Case Manager nutzen klinische Verfahren und Fähigkeiten.
- Der Case Manager konzentriert die Verantwortlichkeit mit seinem Wissen über Klienten und ihre Lage auf sich – besetzt somit eine zentrale Stelle im Informationsaustausch
- Er versucht als Unterstützungsmanager eine Integration sozialer Dienstleitungen zu erreichen (vgl. Wendt 2015, S. 69 f.).

Daraus ergeben sich für die Arbeit viele Schnittstellen und damit verbundenen Rollen des Case Managements. Was Schnittstellen sind und welche Probleme sie aufwerfen können soll im nächsten Kapitel beschrieben werden.

3.1 Schnittstellen

Als Case Manager im Sozial- und Gesundheitswesen bewegen wir uns überwiegend in sozialen Systemen. Sozialsysteme bestehen laut dem Soziologen Talcott Parsons aus wechselseitigen Handlungen, aus Interaktion oder aus Beziehungen. Renate Mayntz meint hierzu, dass jedes System ein dementsprechend eigenes System besitzt (vgl. Herrlein 2009, S. 33). Das heißt, dass jedes System seine eigenen Abläufe, Strukturen und Akteure hat – dies kann zu Problemen mit anderen Systemen innerhalb des Netzwerkes führen, da man ggf. auf andere Strukturen, Abläufe oder zeitliche Vorgaben oder Ressourcen stößt. Diese Strukturen oder Abläufe zwischen den verschiedenen Systemen kann man Schnittstellen nennen.

In manchen Kontexten wird der Case Manager auch als Schnittstellenmanager bezeichnet. Er soll zwischen den verschiedenen Systemen vermitteln, mit den unterschiedlichen Akteuren kommunizieren und dadurch Probleme in der Zusammenarbeit minimieren.

Die Abbildung 2 soll verdeutlichen wie vielen Schnittstellen das Case Management alleine im Bereich der Palliativversorgung besitzen kann.

Das Bild zeigt verschiedene Möglichkeiten von Schnittstellen, zu beachten ist, dass auch wieder jeder einzelne kleine Kreis erneut Schnittstellen hat, die unter Umständen auch innerhalb dieses Systems wieder neue Schnittstellen entwickelt, etc.. Dies kann die Arbeit schwierig gestalten, da von den Einzelnen Systemen zum Teil eigene – manchmal sogar widersprüchliche – Ziele verfolgt werden. So will der Palliativpflegedienst z.B. eine allumfassende Versorgung anbieten und demensprechend für eine bevorstehende Entlassung für alle Geschehnisse gewappnet sein und bestellt ggf. viele verschiedene Hilfsmittel und Materialien. Der Leistungsträger jedoch schaut eher auf die Kosten und versucht die demensprechend einige Hilfsmittel zunächst zu hinterfragen. Deshalb gilt es zu beachten, dass keine der eigenständigen Organisationen seine Eigenständigkeit verliert und dessen Grenzen und Möglichkeiten von den anderen Leistungserbringern anerkannt werden (vgl. Herrlein 2009, S. 87).

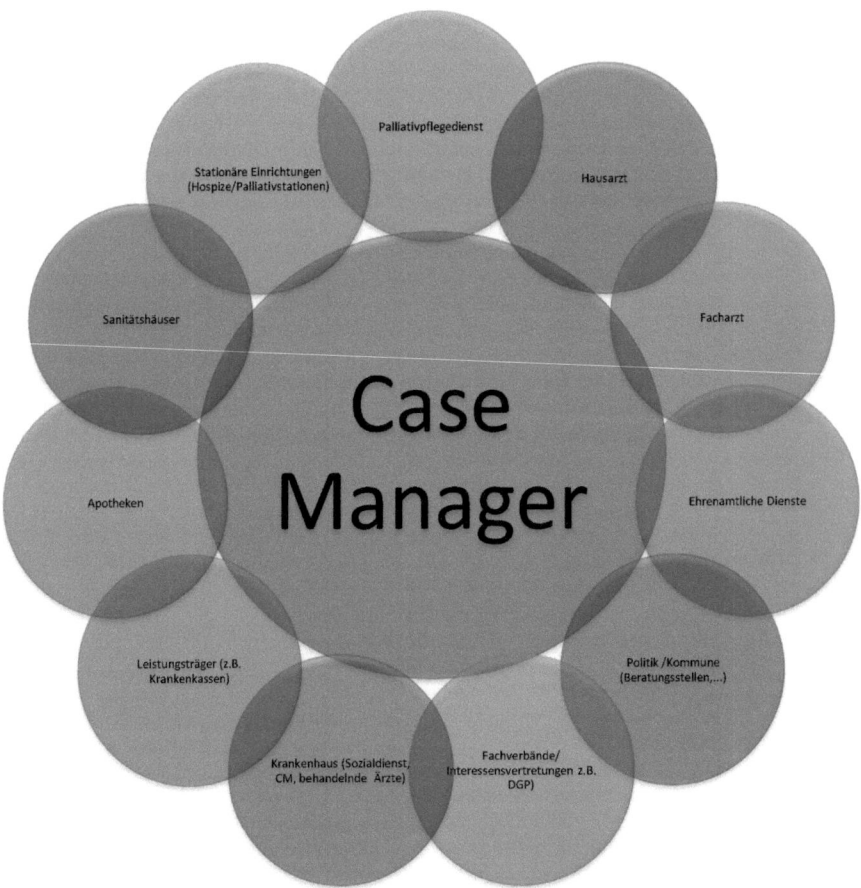

Abbildung 2: Schnittstellen in der Palliativversorgung (H.d.d.A.)

Sollte diese Eigenständigkeit keine Beachtung oder Missbilligung erfahren, so können Probleme entstehen, die sich unter Umständen nur schwer wieder lösen lassen. Diesen Problemen soll mit verschiedenen Konzepten entgegengewirkt werden.

Mit den Konzepten der integrierten Versorgung soll sektoren- und disziplinübergreifend gehandelt werden. Im Rahmen dieser Aufgabe setzt das Case Management Akzente in der Kommunikation, der Kooperation, der Koordination und der Vernetzung. Doch was ist der Sinn und Zweck solcher Netzwerke? Welche Aufgaben erfüllen Sie? – Dazu ließe sich alleine eine ganze Arbeit verfassen. In der hier vorliegenden soll deshalb im Folgenden Kapitel nur kurz darauf eingegangen werden und Netzwerke unter einem für den Ganzheitlichen Ansatz der Palliativversorgung passenden Ansatz betrachtet werden.

3.2 Vernetzung

Es existieren zahlreiche Formen von Netzwerken, wie u.a. Arbeitslosennetzwerke, Kindernetzwerke, etc. – darunter auch zahlreichen Netzwerke von Ärzten, Pflegekräften oder anderen sozialen Einrichtungen. Doch was versteht man eigentlich unter einem Netzwerk? Alleine wenn man bei Google den Begriff „Netzwerk" eingibt, erhält man 84.000.000 Ergebnisse im deutschen Bereich (letzter Zugriff 23.11.2016), grenzt man die Suche dann noch durch „Hospiz- und Palliativnetzwerk" ein, so erhält man alleine für Deutschland knapp 20.000 Treffer (letzter Zugriff 23.11.2016). Dazu kommen Netzwerke im Spiegel sozialwissenschaftlicher Theorien (u.a. Georg Simmel), von Gesellschaftstheorien (u.a. Norbert Elias), mit Fokus auf die Netzwerke im zwischenmenschlichen Bereich (u.a. Radcliff-Brown) und dem Begriff „Netzwerk" als Verbindung von Mensch und Kultur um nur einige zu nennen (vgl. Herrlein 2009, S. 99 ff.).

Diese begrifflichen und methodischen Vermischungen von Veranschaulichung, Methode und Organisation haben u.a. zur Folge, dass die als Netzwerke organisierten komplexen Versorgungsstrukturen für schwerkranke nicht hinreichend erfasst werden können (vgl. ebd., S. 16). Laut Herrlein (2009) fehlt es an genauen Einordnungskriterien, zudem gibt „es kaum verlässliche Zahlen über die Verarbeitung von Versorgungsnetzwerken und keine Grundlagen über ihre Vor- und Nachteile, ihre Potentiale und ihre Schwächen" (ebd., S. 16). Er bemängelt, dass sich Netzwerke immer mehr verbreiten, „ohne dass die strukturellen und funktionalen Bedingungen hinreichend begrifflich bestimmt sind" (ebd., S. 134). Dies vor allem seit mit den gesetzlichen Regelungen in der Krankenversicherung, wie der Öffnung der integrierten Versorgung mit dem „Gesundheitsmodernisierungsgesetz 2004" und dem Rechtsanspruch auf spezialisierte ambulante Palliativversorgung in den rechtlichen und finanziellen Rahmenbedingungen für Versorgungsnetzwerke geschaffen wurden (vgl. Herrlein 2009, S. 12). Die Bundesarbeitsgemeinschaft Hospiz sieht die Netzwerkbildung als Bestandteil eines umfassenden Case-Management im Bereich der Palliative Care (vgl. ebd. 2007, S. 2).

Ziel solcher Versorgungsnetzwerke ist es, über die Zersplitterung der Versorgung hinweg entsprechend dem komplexen Versorgungsbedarf eine kontinuierliche Versorgung zu erreichen (vgl. ebd., S. 167).

Wenn man zurück auf Seite 15 die Abbildung 2 wieder heranzieht, könnte man die beteiligten Akteure – Schnittstellen als Netzwerk in der Palliative Care betrachten. Schwierig wird dies auf Grund der Heterogenität der Akteure, da jedes der Systeme wieder in ein eigenes Netzwerk eingebunden ist und ggf. diese Akteure wieder in neue Netzwerke – zudem sind auch dort viele Überschneidungen in vielen kleinen einzelnen Netzwerken. Dies führt oft zu Kommunikationsprobleme auf Grund von Hierarchiebildung oder Vertretung von Einzelinteressen und Konflikte. Meist geht es um Gelder oder Probleme der Abrechenbarkeit. Auch vertreten nicht alle Akteure eine hospizlich- palliative Haltung in solch einem Netzwerk. Für die Zusammenarbeit bedarf es dennoch einer gemeinsamen formalen und inhaltlichen Zielsetzung. Für das Ziel – die Versorgung des Patienten – gilt es, den Eigennutz unter zu ordnen und ein gewisses Maß an Vertrauen und Verlässlichkeit herzustellen, um das Gemeinwohl zu fördern (vgl. ebd., S. 179).

Der Case Manager agiert in solchen Systemen häufig als Koordinator dieser unterschiedlichen Netzwerke, um so gewisse Kommunikationsstrukturen zu erhalten oder zu verbinden. Er sorgt sich demzufolge u.a. um die Form des Miteinanders derjenigen Dienste und Einrichtungen, die, ausgerichtet an den Bedürfnissen Schwerkranker, nicht nur isoliert nebeneinander, sondern miteinander die Versorgung erbringen (vgl. ebd., S. 81).

Obwohl im Rahmen solcher Netzwerke meist keine Sanktionierungen möglich sind, bedarf es, um handeln und arbeiten können, einer systeminternen Steuerung und einer Führungs- und Herrschaftsstruktur, die aber in Netzwerken, ähnlich wie in Teams, wenig hierarchisch ausgebildet sein sollte (vgl. ebd., S. 18).

Um dies alles koordinieren zu können, ist einer der wichtigsten Aufgaben des Case Managers die Kommunikation.

Der Case Manager kann als Vermittler, als Dolmetscher oder auch in einer Botenfunktion tätig sein. Eine seiner wichtigsten Aufgaben um die Kommunikation am Laufen zu halten, ist der Informationsaustausch zwischen den beteiligten Versorgern, aber auch mit dem Patienten und seinen Angehörigen.

Dabei ist die patientenzentrierte Kommunikation mit Patienten mit einer nicht heilbaren Erkrankung sowie deren Angehörigen eine unverzichtbare Voraussetzung für eine umfassende Behandlung und deren Planung. Hierzu die Arbeitsgruppe der S3 Leitlinie Palliativmedizin (2015): „In der Begegnung mit Palliativpatienten stellen Gespräche über schwerwiegende Veränderungen im Krankheitsverlauf sowie des Umgangs mit den Schnittstellen von besonderer Bedeutung dar" (ebd., S. 130).

Im klinischen Alltag hat sich das von Buckman und Baile vorgeschlagene SPIKES Modell in vielen Gesprächssituationen als Leitfaden bewährt:

S – Setting; geeigneten Gesprächsrahmen schaffen

P – Perception: Kenntnisstand (Wahrnehmung) des Patienten ermitteln

I – Invitation: Informationsbedarf des Patienten ermitteln

K – Knowledge : Wissensvermittlung

E – Exploration of Emotions: emotionen wahrnehmen, ansprechen und mit Empathie reagieren

S – Strategy and Summary: Planen und zusammenfassen (vgl. Leitlinienprogramm Onkologie 2015, S. 136).

Durch die u.a. eingeschränkte Kommunikationsfähigkeit der Patienten im Rahmen einer Erkrankung, können Hör-, Sprech-, Sprach – oder Schluckstörungen auftreten, die lediglich eine nonverbale Kommunikation ermöglichen (vgl. ebd., S. 131). Zudem sind die Patienten und ihre Angehörigen oft durch vielfältige Herausforderungen auf körperlicher und seelischer Ebene, belastet (vgl. ebd., S. 132). Dies macht Planungen und Absprachen sehr schwierig.

Im Rahmen der palliativen Versorgungsplanung ist es deshalb wichtig, dass nicht nur der Case Manager alleine Entscheidungen trifft, sondern diese im Rahmen des multiprofessionellen Teams stattfinden. Instrumente dafür können Fallbesprechungen, Supervision, kollegiale Beratungen, Qualitätszirkel oder Balintgruppen sein. Innerhalb solcher „Besprechungen" können Fälle gemeinsam erörtert und geplant werden oder Probleme im Zusammenhang mit einem Fall besprochen und ggf. gelöst werden. Wichtig für die Kommunikation im Team sind zudem regelmäßige Teambesprechungen, multidisziplinäre Fort- und Weiterbildung und flache Hierarchien (vgl. Herrlein 2009, S. 82).

Die Themen Vernetzung, Kommunikation und Koordination hängen eng zusammen. Die zuvor beschriebenen Punkte der Vernetzung und Kommunikation werden in Form der Koordinierung als quasi „Informationsfiltrierung" zusammengefasst, bzw. durch die Koordination optimiert.

3.4 Koordination

Die Koordination ist als eine legitime Lenkungs- und Abstimmungsleistung zwischen Systemen zu sehen. Man könnte Sie auch Vermittlung nennen (vgl. Herrlein 2009, S. 191 f.).

Da es gerade in den ländlichen Bereichen Deutschlands noch keine flächendeckende Versorgung gibt, fordert die Enquete Comission in ihrem Bericht „Zur Verbesserung der Versorgung schwerstkranker und Sterbender" (2005) mehr koordinative Arbeit durch ein Case Management. Hierüber sind verbindliche Kooperationsvereinbarungen zu treffen. Es ist zu gewährleisten, dass zwischen den an der Patientenversorgung beteiligten Leistungserbringern zeitnah alle notwendigen Informationen über die vorhergehende Behandlung unter Berücksichtigung datenschutzrechtlicher Regelungen ausgetauscht werden.

Der ambulante Bereich bedarf lt. Schaeffer und Ewers 2002, „ein weitaus höheres Maß an Kooperation, Koordination und Integration. Umfassende und komplexe Leistungen, die in einem Krankenhaus „unter einem Dach" zu finden sind und dort automatisch zusammenlaufen, müssen im ambulanten Sektor aufwändig mobilisiert, aufeinander abgestimmt und eng miteinander verknüpft werden" (Schaeffer, Ewers 2002, S. 10).

Das sich eine Koordination im ambulanten Bereich als schwierig gestalten kann, ist unter anderem dem Umstand geschuldet, dass es zwischen den Leistungserbringern keine Hierarchien oder Weisungsbefugnisse existieren. D.h. es finden lediglich Empfehlungen und kollegiale Beratungen statt. Sanktionen existieren insofern, als dass anderen Leistungserbringern mit dem Entzug der spezialisierten Fachkompetenz gedroht werden kann, oder dass bestimmt Abrechnungsziffern ohne eine Kooperation nicht mehr abgerechnet werden können. Oft wird durch fehlende Informationen, bzw. durch Wissensentzug – versucht eine Hierarchie herzustellen, frei dem Motto „Wissen ist Macht" (vgl. Herrlein 2009, S. 194). Um diese Mittel zu umgehen und einen möglichst guten Ablauf und eine Kooperation zu gewährleisten ist es im Rahmen der Koordination wichtig sich an Vereinbarungen zu halten und keinen zu benachteiligen. Dies alles im Auge zu behalten kann zu einer großen Herausforderung für den Case Manager werden.

Um seiner Arbeit nachgehen zu können und entsprechende Ressourcen zu haben, braucht es eine dementsprechende Finanzierung.

3.5 Finanzierung

Anders als die Finanzierung der Case Manager im Krankenhaus, die meist über das Budget läuft, kann die des Case Managements im Bereich der Hospiz- und Palliativversorgung etwas anders gelagert sein. Der Grund dafür ist die geschichtliche Entwicklung aus der Hospizbewegung, die zu Anfang lediglich durch Spenden finanziert wurde. „Die von Cicely Saunders zunächst außerhalb des englischen, öffentlichen Gesundheitswesens entwickelte Versorgungsform muss auch heute noch in hohem Maße über Spenden finanziert werden" (Herrlein 2009, S. 57).

„Die erste Institution an einer Klinik, war 1983 die Palliativstation der Universitätsklinik Köln, die als Teil der Klinik auch über § 39 SGB V finanziert wurde. Erst zehn Jahre später wurden die Palliativstationen, die seit 1991 in einem Modellversuch des Bundesgesundheitsministeriums erprobt wurden, in die Regelversorgung übernommen. Die Finanzierung der ersten Hospize im Zeitraum 1986 – 1997 wurde in der Krankenversicherung durch die ausgelagerte häusliche Krankenpflege nach § 37 SGB V ermöglicht. Stationäre Hospize in Deutschland sind insofern vor allem palliativpflegerische Einrichtungen, die nach Einführung des § 39 a SGB V in die gesetzliche Krankenversicherung im Jahr 1997 einen pflegerischen Versorgungsauftrag, aber nur einen medizinischen Sicherstellungsauftrag haben und sowohl als stationäre Pflegeeinrichtung dem SGB XI als auch dem Heimgesetz unterliegen" (Herrlein 2009, S. 59).

Kurz gesagt, da Hospize dem Hausarztprinzip unterliegen, gehören sie wie Pflegeheime zur ambulanten Krankenversorgung, in pflegerischer Hinsicht jedoch zur stationären Versorgung. Der ambulante Hospizdienst nach § 39a SGB V, der Patienten und deren Angehörige berät und ehrenamtlich begleitet dient oft als Ansprechpartner für andere qualifizierte Leistungserbringer (vgl. ebd. 2009, S. 60).

Erst mit der Regelung zur stationären Hospizversorgung nach § 39a SGB V wurde im Jahr 1997 erstmalig eine ausdrücklich auf die Hospiz- und Palliativversorgung gerichtete Leistungsnorm aufgenommen. „Heute finden sich solche Leistungen auch in § 43 SGB V […] nach den Vorgaben des § 45 Absatz 4 SGB V. Palliativmedizin wird […] in den Regelungen zur hausarztzentrierten Versorgung nach § 73 SGB V als hausarzttypisches Behandlungsproblem bezeichnet, und seit dem 1.4.2007 besteht ein Rechtsanspruch auf spezialisierte ambulante Palliativversorgung nach § 37 b SGB V" (Herrlein 2009, S. 62 f.).

Für die spezialisierte ambulante Versorgung gelten andere Bedingungen, hier gilt es Versorgungsnetzwerke aufzubauen, die system- und zeitintegrierenden Leistungen erbringen und dabei durch Synergieeffekte und abgestimmte Versorgung einen wirtschaftlichen Vernetzungsoutput erzeugen (vgl. Herrlein 2009, S. 18). Dabei ist die Versorgungsstruktur auch in wirtschaftlich und infrastrukturell schwächeren Regionen so sicherzustellen, dass weder die Leistungsempfänger noch die Leistungserbringer wirtschaftlich schwächer gestellt werden. Die Musterverträge für die spezialisierte ambulante palliative Versorgung sind regional begrenzte allgemeingültige Abkommen zwischen Krankenkassen und Leistungserbringern. Sie sind Grundlage für individuelle Verträge aller Leistungserbringer, die innerhalb dieser Region tätig werden wollen. Wobei dies auch aktuell von einigen Teams nicht gänzlich umgesetzt wurde und somit aktuell ein Gerichtsverfahren läuft. Das Ergebnis dieses Verfahrens könnte sich auf die weitere Vertragsgestaltung in NRW und auch in ganz Deutschland auswirken, z.b. dahingehend, ob es nicht einen einheitlichen deutschlandweit gültigen Vertrag geben sollte statt regionaler Abkommen.
Um unabhängig von der Finanzierung arbeiten zu können und sich voll auf den Patienten und sein Umfeld konzentrieren zu können, wäre eine Vollfinanzierung der spezialisierten Hospiz- und Palliativversorgung gewünscht (vgl. Wegleitner, Heimerl, Heller 2012, S. 16).

Die im vorherigen Kapitel bereits ausgeführte Vernetzung, die Kontinuität der Versorgung, die Integration der erforderlichen Hilfen und nicht zuletzt eine stabile Finanzierung sind neben anderen Kriterien ein Zeichen von Qualität – auf diese wird im nächsten Kapitel weiter eingegangen.

3.6 Qualität

Um Qualität zu messen und zu beurteilen wird im Gesundheitswesen oft auf die Qualitätskriterien nach Donabedian verwiesen. Dieser unterscheidet zwischen der –

- Strukturqualität: Angemessenheit der Organisation und des Personaleinsatzes. Darunter fallen bauliche und räumliche Gegebenheiten, Organisation der Informationsabläufe, die Existenz von Konzepten wie z.b. dem organisationalen Lernen, Qualitätszirkel, Weiterbildungen, Supervisionen – diese Anforderungen setzten hohe Flexibilität des Case Managements voraus (vgl. Wendt 2015, S. 100).
- Prozessqualität: Personen- und situationsbezogenes Vorgehen. Die Art und Weise der Leistungserbringung, wie z.b. die Zusammenarbeit gestaltet wird, ob die Abläufe effizient sind, wie Beziehungen gestaltet werden (z.b. Einarbeitungskonzepte). Aber auch ob die gesetzlichen Regelungen beachtet werden, Standards eingehalten werden etc.. – Dieser Qualitätsindex erfordert durch das Case Management eine ganzheitliche Arbeitsweise (vgl. ebd.).
- Ergebnisqualität: Wurden die Ziele erreicht und auf welchem Niveau. Kriterien können u.a. die Kundenzufriedenheit sein (vgl. ebd.).

Im Sinne des patientenorientierten Ansatzes der Palliativversorgung ist die Ergebnisqualität von besonderer Bedeutung. Dafür bedarf es bestimmter Kriterien, die für die Messung der Versorgungsqualität verwendet werden. „Da Lebensqualität und die Erfahrung von Symptomen subjektive Erfahrungen wiederspiegeln, kommt hier den patient reported outcomes (PROs) eine besondere Rolle zu" (Leitlinienprogramm Onkologie 2015, S. 36). Dies ist ein spezielles Instrument – ein Fragebogen- die Lebensqualität anhand der Symptombelastung des Patienten messen soll.

Aber die Qualitätskriterien sind nicht nur auf das eigene Arbeitsfeld und die eigene Institution zu sehen. Die Qualität steht ebenso im Zusammenhang mit der Art der Zusammenarbeit in den Netzwerken. Hierzu zählen Schlagworte wie: Gemeinschaftlichkeit, Konstruktivität,

Transparenz, Authentizität, Verantwortlichkeit, Lernbereitschaft, Identifikation, Integrität, und Verbindlichkeit.

Für die Erbringung der spezialisierten ambulanten palliativen Versorgung sind in den Musterverträgen der einzelnen Bundesländer Qualitätskriterien festgelegt die jedes Team als Voraussetzung seiner Tätigkeiten einhalten muss. Dazu gehören neben der Personalausstattung und -Qualifikation, die Kooperation mit Versorgungsnetzwerken, regelmäßig stattfindende Teamsitzungen, Supervisionen, etc. (vgl. *Definition DGP und DHPV 15.01.2009)*. Das nicht einhalten bzw. das Fehlen von Nachweisen kann von den Leistungsträgern mit der Rückforderung von Geldleistungen oder gar dem Entzug der Tätigkeit sanktioniert werden. Doch trotz der gesetzlichen Vorgaben werden gerade in Bezug auf die Qualitätskriterien leider auch im Bereich der Palliativversorgung oft aus Kostengründen auf diese Dinge verzichtet. Die Deutsche Gesellschaft für Palliativmedizin will in Zukunft durch geplante Möglichkeiten der Zertifizierung, diese Probleme versuchen zu minimieren (Interne Informationen aus dem letzten Treffen der Sektionen auf dem DGP Kongress in Leipzig).

3.7 Prozesse

Als Prozess oder Vorgang kann man vieles im Bereich der Patientenversorgung beschreiben – schließlich ist der gesamte Behandlungsplan ein einziger großer Prozess.
Die für die Versorgung von Schwerstkranken und Angehörigen erforderlichen Prozesse sind mit den Prozessen, die sich aus der Kontaktfunktion des Versorgungsnetzwerkes umgeben eng verbunden (vgl. Herrlein 2009, S. 253).
Der zentrale Prozess ist die Integration der erforderlichen hospizlichen und palliativen Versorgungsangebote in die individuelle Lebenssituation eines schwerkranken. Dazu gehören die Informationsweitergabe, die Beratung, das Monitoring (Steuerung), die Teil- Koordination, die Voll- Koordination und das Konfliktmanagement, um nur einige Prozesse zu nennen (ebd. 254). Einer der Kernprozesse der Kontaktaufnahme, ist die Erhebung und Erfassung des Versorgungs-, Informations-, Beratungs- und Koordinationsbedarfs, die Entwicklung eines individuellen Versorgungsplans und die Planung der Krisenintervention und Abstimmung mit dem Versorgungsnetzwerk. Dazu gehören die in den vorherigen Kapiteln bereits angesprochenen Aspekte, wie u.a. die Informationsweitergabe, die Sicherstellung der Kommunikation, die Organisation und Moderation von Fallbesprechungen, ebenso wie fachliches und organisationelles Informationsmanagment z.B. durch Qualitätszirkel, Reflexionen, Monitoring und Controlling des Versorgungsprozesses, Dokumentation und Evaluation (vgl. Herrlein 2009, 256).
Diese und andere Prozesse werden aber, wie bereits in den vorherigen Kapiteln erwähnt – gerade in der ambulanten palliativen Versorgung – oft von den Pflegekräften vor Ort übernommen und es existieren nicht immer Koordinatoren oder Case Manager die mit diesen Aufgaben betraut werden. So führt es wieder zu der ursprünglichen Frage – was ist der Case Manager dann eigentlich bzw. welche Aufgaben kommen ihm zu? Mit der Auseinandersetzung wird sich das nächste Kapitel befassen.

4. Ist der Case Manager ein Fallmanager oder ein Schnittstellenmanager?

Durch die Deutsche Gesellschaft für Care und Case Management (DGCC) werden die Kompetenzen eines Case Managers genau formuliert, welche Qualifikationen vorhanden sein sollten vorgeschrieben und die Aufgabengebiete definiert.
Folgende Aufgaben des Case Managers haben sich herausgebildet und werden in der Fachliteratur nachstehend benannt:
-   Der Case Manager als BROKER – in dieser Rolle tritt der Case Manager als Vermittler von Diensten und Ressourcen auf. Er arbeitet im Bereich des Sozialsystems als eine Art Agent oder Makler, da er sich in den Strukturen auskennt (vgl. Wendt 2015, S.45, S.

90).
- Der Case Manager als ADVOCAT oder im Advocating – in dieser Rolle übernimmt er als eine Art Patientenanwalt eine unterstützende Funktion, indem er seinen Klienten mit Rat und Tat zur Seite steht (vgl. Wendt 2015, S. 45, S. 90).
- Der Case Manager als GATEKEEPER – in dieser Rolle handelt der Case Manager wie eine Art Türsteher oder Türöffner. Er selektiert für den Kunden und verschafft Zugang zu Hilfen, Unterstützungsangeboten und Versorgungsleistungen (vgl. ebd.).

Zu den Leitprinzipien die den Case Manager bei all seinen Rollen begleiten sollen zählen laut der DGCC:
- Interprofessionalität in der Zusammenarbeit;
- Neutralität gegenüber den Eigeninteressen;
- Effektivität in der Leistungserbringung;
- Effizienz im ökonomischen Einsatz von Ressourcen;
- Leistungstranparenz zu allen Seiten. (DGCC 2011, S.10)

Dies erfordert ein hohes Maß an Professionalität, weshalb auch die Qualifikationsanforderungen für den Beruf des Case Managers durch die DGCC genau festgelegt sind. „International besteht Einigkeit darin, dass Case Manager auf der Grundlage einer abgeschlossenen humanberuflichen Hochschulbildung (Bachelor oder Masterabschluss) tätig werden. Zu ihrer Ausbildung in einem Sozialberuf kommt eine hinreichende Berufspraxis und Weiterbildung die nach Vorgaben der Fachverbände erfolgt" (Wendt 2015, S. 174).

Wie bereits in den vorherigen Kapiteln beschrieben, ist der Case Manager im Rahmen der Palliativversorgung – zusätzlich zu den oben genannten Aufgaben – noch als Koordinator von Dienstleistungen, als Knüpfer von Netzwerken und als eine Art Lotse zuständig.
Im Bereich der spezialisierten ambulanten Versorgung scheint seine Rolle die des Schnittstellenmanager zu sein. Er ist eher auf der Organisationsebene tätig. Seine Aufgaben sind das Sammeln von Daten, Fakten, etc., allerdings hat er kaum persönlichen Kontakt zu dem Patienten. Stattdessen überwacht der Case Manager das gesamte Versorgungsgeschehen.
Das Fallmanagement, in diesem Fall die Erstellung einer Hilfeplanung und deren Evaluation und Anpassung wird - innerhalb spezialisierter ambulanter Palliative Care Teams - häufig durch die für den Patienten zuständigen Pflegekräfte durchgeführt. Sie arbeiten im ambulanten Bereich oft als Bezugspflegekräfte, welche sich in den Versorgungsstrukturen auskennen und in den regionalen Netzwerken vertreten sind. Die Case Manager, oder sogenannten „Koordinatoren" haben demzufolge eine übergeordnete Steuerfunktion. In wie fern die Zusatzqualifikation zum Case Manager bei den Pflegekräften oder den Koordinatoren vorhanden ist, ist von Team zu Team unterschiedlich und bisher nicht durch entsprechende Begleitforschungen belegt (vgl. Fachverband SAPV Hessen 2015, 138). Zudem fehlt es an Forschungen zum Thema der Qualität der Koordination und des Aufgabengebietes eines CM im ambulanten Palliativbereich.
Dabei wird von den in der Palliativversorgung Tätigen in Bezug auf die Struktur- und Prozessqualitätsverbesserung immer wieder vom Case Manager als Verantwortlichen für dieses gesprochen. Hierzu äußerte sich Herrlein bereits 2009 wie folgt: „Die organisierte Vernetzung, ist der organisatorische Kern von Struktur- und Prozessqualität in der Hospiz- und Palliativversorgung. Dieser Kern kann nicht auf eine isolierte Koordinationsfunktion reduziert werden: Die Koordinationsfunktion ist eine wichtige, aber nicht alleinige Funktion im ganzen Handlungssystem [...]" (ebd., S. 84).
Laut dem SAPV Vertrag des Landes Nordrhein-Westfalen ist der Koordinator im SAPV-Team dazu da, die Zusammenarbeit zu organisieren und diese sicher zu stellen. D.h. der Case Manager wird im spezialisierten ambulanten Setting lediglich als „Schnittstellen Koordinator" gesehen, aber nicht als Fallmanager im Sinne dessen, den Patienten und seine Angehörigen zu begleiten, diese Funktion sollen die Fachpflegekräfte und Ärzte übernehmen.

Wie sinnvoll eine solche Ein- bzw. Aufteilung ist, bleibt bisher auf Grund der wenigen Literatur zum Thema offen, demzufolge auch die Frage nach der Qualifikation eines solchen Koordinators in der SAPV.

Trotz der umfassenden Versorgung und Planung durch die Pflegekräfte bemängeln Schaeffer und Ewers schon 2002, dass es ggf. auf Grund der fehlenden Qualifikation der Mitarbeiter im Bereich des Case Managements zu Problemen kommt wie z.B. zu Zugangs- und Informationsproblemen. Zusätzliche Dienstleister und informelle Hilfen werden erst sehr spät integriert, da dies einen hohen Organisations- und Zeitaufwand bedeutet (vgl. ebd. S. 182, S. 189). Zudem bleibt die Art und der Umfang des Pflegebedarfs meist unklar, lt. Ewers und Schaeffer (2002) fehlt es an Flexibilität und Planungskompetenz, um einen neuen Hilfebedarf immer wieder anpassen zu können (vgl. ebd. S. 184). Auch besteht ein hoher Interaktions- und Kommunikationsaufwand, u.a. für die Kooperation und Koordination, als auch für die Netzwerkarbeit, der durch eine Person nicht immer adäquat abzudecken ist (ebd., S. 188). Hinzukommen – gerade im Bereich der spezialisierten ambulanten Palliativversorgung die hohen Patienten- und Angehörigenerwartungen (vgl. Schaeffer/Ewers 2002, S. 218).

So stellt sich auch die Frage ob der Koordinator eine Case Management Ausbildung benötigt oder ob es dazu spezielle Schulungen im Bereich der Koordination von SAPV Teams, wie es zum Beispiel das Fort- und Weiterbildungsinstitut „Qualiges" anbietet, ausreichen (vgl. http://www.qualiges.de/weiterbildungen/berufsbegleitende-weiterbildung-management-von-sapv-teams-ab-april-2017-koblenz.html, letzter Zugriff am 18.01.2017).

Im stationären Setting der Palliativversorgung gestaltet sich die Arbeit des Case Managers anders, dies wird am ehesten an den Unterschieden des stationären und des ambulanten Sektors liegen und nicht alleine am Fachgebiet der Palliative Care. Der Case Manager ist im stationären Setting zumeist im Rahmen des „Fallmanagements" tätig und übernimmt die individuelle Fallsteuerung. Durch die dadurch entstehende enge persönliche Begleitung ist er eher ein „Sozialarbeiter" und weniger ein Netzwerkkoordinator. So beschreibt David Moxley bereits 1989 die Aufgaben des Case Managers wie folgt:

1. Assessment (Einschätzung, Abklärung) – Gatekeeping Funktion, intake bzw. Bedarfsklärung. Dies erfolgt ganzheitlich, auf Basis der individuellen Lebenslage, anhand spezieller Gesprächsführungstechniken. Hilfsmittel kann u.a. ein Genogramm sein.
2. Planning (Zielvereinbarung, Hilfeplanung, Hilfeplankonferenz) – Hier wird ein zeitlicher Rahmen erstellt und die Schnittstellen und Netzwerke identifiziert, deshalb ist der nächste Schritt das Linking (Verbindung zu Personen, etc.).
3. Intervention (Durchführung) - kontrollierte Durchführung des Behandlungs- bzw. Versorgungsplans.
4. Monitoring (Kontrolle, Überwachung) – Dafür bedarf es einer fortlaufenden Prüfung aller Vorgänge, Schnittstellen und Personen. Es erfolgen zahlreiche Gespräche und es erfordert auch immer wieder der Rollenklärung.
5. Evaluation (Bewertung, Auswertung) – Reassessment und ggf. Neuplanung oder Optimierung des Hilfeplans (vgl. Wendt 2015, S. 128 ff.).

Bei erfolgreicher Durchführung erfolgt die Abschlussdokumentation und die „Ablösung" vom Patienten und seinen Angehörigen (vgl. ebd. S. 167).

Durch gesetzliche Vorgaben, landestypische und auch institutionelle und kulturelle Strukturen sind die Einsatzgebiete des Case Managements vielfältig und haben sich scheinbar zum Teil hin zu eigenen Berufsbildern entwickelt (vgl. Wendt 2015, S. 185). Wenn das Case Management wie Wendt (2015) meint, als eigenständige Profession verstanden werden soll, erfordert dies ein gewisses Maß an Unabhängigkeit und eine große Wissensbasis (vgl. ebd., S. 175). Deshalb gelten auch die hohen Voraussetzungen für die Weiterbildung. Wie sich das Berufsbild in Zukunft im ambulanten und stationären Setting weiterentwickeln wird bleibt abzuwarten.

Innerhalb der Arbeit wurde gezeigt, dass die Rolle des Case Managers vielfältig sein kann und dass sich unterschiedliche Aufgabengebiete und damit Arbeitsbereiche innerhalb des ambulanten und stationären Settings herausgebildet haben. Es zeigt sich in der palliativen Praxis, dass eine ganzheitliche Versorgung nicht unbedingt durch einen Case Manager erfolgen muss, sondern es alleine wichtig ist einen Ansprechpartner zu haben, der den Patienten und seine Angehörigen nahesteht und sie durch das gesamte Palliativsystem schleusen. Wünschenswert wäre eine einheitliche Begleitung der Betroffenen durch eine Bezugsperson in der stationären und ambulanten Versorgung. Doch die Frage nach u.a. der Qualifikation einer solchen Person muss zum jetzigen Zeitpunkt offenbleiben. Auch bleibt die Frage offen wo solche Personen ansässig sein können und wie sie finanziert werden, ohne in einen Interessenskonflikt zu geraten.

Sind die Kostenträger eine sinnvolle „Beschäftigungsstellen" für diese Personengruppen? Sollten diese Selbstständig sein, umso ihre Unabhängigkeit zu wahren, doch woher kommt dann die Finanzierung?

Bereits Cicely Saunders forderte zu Ihren Zeiten eine „leicht zugängliche zentrale Koordinierungsstelle" – dies war in Deutschland jedoch nicht möglich, da die ersten Schritte in Bezug auf Palliativversorgung im Rahmen von Modellprojekten liefen und zu dieser Zeit nicht an übergeordnete Vernetzung zu denken war. Im §11 Absatz 4 SGB V ist der Rechtsanspruch von Versicherten auf Versorgungsmanagement geregelt, um eben diese Versorgungsabbrüche von ambulante zu stationär und umgekehrt zu vermeiden. Doch die Realität zeigt jedoch zu wenig und zu minder ausgebildetes Personal in den Koordinierenden Versorgungsmanagement Strukturen. Zudem steigt der Druck durch DRGs und Fallzahlen nach mehr Quantität statt Qualität zu arbeiten.

Auf Grund des demographischen Wandels wird für die kommenden Jahre eine rasante Entwicklung von Modellen zur Integration von Palliativ- und Hospizangeboten in die Regelversorgung zu erwarten sein. Dies liegt nicht zuletzt an dem Ende 2015 verabschiedeten „Gesetz zur Verbesserung der Hospiz- und Palliativversorgung" und dem Charta Prozess der deutschen Gesellschaft für Palliativmedizin. Für diese zukünftigen Entwicklungen und die damit verbundenen Aufgaben wird man weiteres qualifiziertes und spezialisiertes Fachpersonal auf verschiedenen Ebenen und in den unterschiedlichen Berufsgruppen der an der Versorgung von Sterbenden und ihrer Angehörigen beteiligt sind, benötigten.

Wie diese Qualifikationen dann aussehen, ob es im Rahmen von Bachelor- und/oder Masterstudiengänge neue Entwicklungen geben wird, bleibt offen. Es könnten aber auf der Basis von Masterstudiengänge neue Berufsfelder für die jetzigen B.A. Absolventen der Pflegestudiengänge entstehen. Auch Weiterbildungsstudiengänge bieten dahingehend ein hohes Potential.

Um dies alles entwickeln zu können bedarf es aber zunächst weiterer Forschung und Wissenschaft im Bereich der Versorgungsforschung, der Netzwerkarbeit und auch oder gerade im Bereich der Palliativversorgung.

Bundesarbeitsgemeinschaft Hospiz (Hrsg.) (2007): Empfehlungen für die Richtlinien des Gemeinsamen Bundesausschusses zur spezialisierten ambulanten Palliativversorgung nach § 37b, Abs.3, SGB V. (www.dhpv.de/tl_files/public/Service/Gesetze%20und%20Verordnungen/2007-06-05_empfehlungen-g-ba.pdf (letzter Zugriff am 22.12.2016))

Deutsche Gesellschaft für Care und Case Management e.V. (Hrsg.) (2011): Rahmenempfehlungen zum Handlungskonzept Case Management. Heidelberg: medhochzwei Verlag GmbH

Deutsches Netzwerk für Qualitätsentwicklung in der Pflege (Hrsg.) (2009): Expertenstandard Entlassungsmanagement in der Pflege. Osnabrück

Deutscher Pflegeverband (Hrsg.) (2016): Zuhause sterben – Wunsch wird selten Wirklichkeit. In: Pflege konkret, 12/2016. Berlin: Springer Medizin Verlag, S. 3

Ewers, M./ Schaeffer, D. (Hrsg.) (2005): Am Ende des Lebens. Versorgung und Pflege von Menschen in der letzten Lebensphase. Bern: Verlag Hans Huber

Herrlein, P. (2009): Handbuch Netzwerk und Vernetzung in der Hospiz- und Palliativversorgung. Theorien, Strategien, Beratungs- Wissen. Wuppertal: Der Hospiz Verlag

Leitlinienprogramm Onkologie der AMWF/ Deutsche Krebsgesellschaft e.V./ Deutsche Krebshilfe (2015): S3 Leitlinie Palliativmedizin für Patienten mit einer nicht heilbaren Krebserkrankung. Stuttgart: W. Kohlhammer GmbH

Monzer, M. (2012): Der Beitrag des Case Managements zum zu Hause Sterben. In: Wegleitner, K./ Heimerl, K./ Heller, A. (Hrsg.) (2012): Zu Hause sterben – der Tod hält sich nicht an Dienstpläne. Ludwigsburg: Der Hospiz Verlag, S. 186 - 199

Pleschberger, S. (2012): Zu Hause sterben zwischen Wunsch und Wirklichkeit. In: Wegleitner, K./ Heimerl, K./ Heller, A. (Hrsg.) (2012): Zu Hause sterben – der Tod hält sich nicht an Dienstpläne. Ludwigsburg: Der Hospiz Verlag, S. 106-118

Schaeffer, D./ Ewers, M. (Hrsg.) (2002): Ambulant vor stationär. Perspektiven für eine ambulante Pflege Schwerkranker. Bern: Verlag Hans Huber

Wegleitner, K./ Heimerl, K./ Heller, A. (Hrsg.) (2012): Zu Hause sterben – der Tod hält sich nicht an Dienstpläne. Ludwigsburg: Der Hospiz Verlag

Wendt, W. R. (2015): Case Management im Sozial- und Gesundheitswesen. Eine Einführung. Freiburg im Breisgau: Lambertus-Verlag

Richtlinie des gemeinsamen Bundesausschusses zur Verordnung von spezialisierter ambulanter palliativer Versorgung (2010) (https://www.g-ba.de/downloads/62-492-437/SAPV-RL_2010-04-15.pdf (letzter Zugriff am 12.11.2016))

http://www.dgpalliativmedizin.de/images/stories/pdf/presse/HI%20Palliativmedizin%20_ambu lant.pdf (letzter Zugriff 26.12.2016)

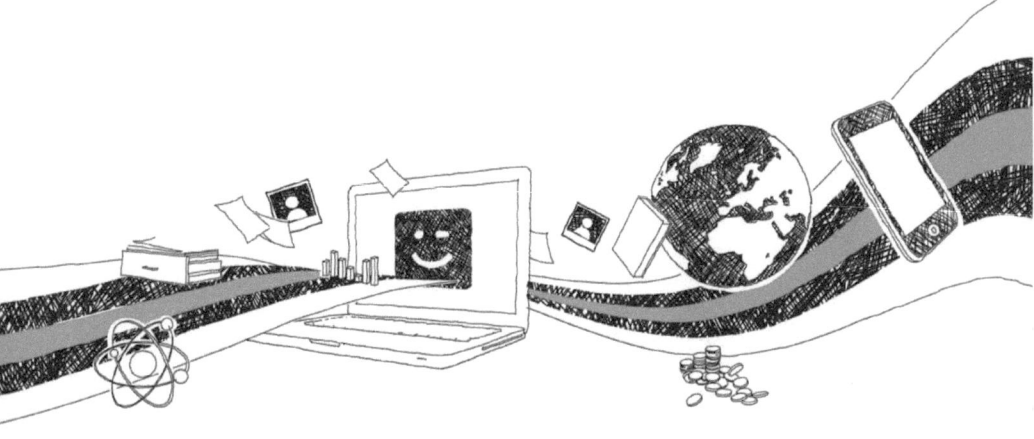
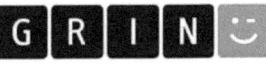